DE L'ACTION

CONCOMITANTE

DU CHLOROFORME

DE L'ACTION

CONCOMITANTE

DU CHLOROFORME

SUR LE

PRINCIPE DE SENSIBILITÉ

ET

LE PRINCIPE DES MOUVEMENTS

PAR LE Dr C.-E. BOURDIN

Membre de la Société médico-psychologique;
Membre associé de l'Athénée de Paris (classe des sciences),
de la Société médico-pratique de Paris; membre correspondant de la
Société médico-chirurgicale de Paris; de l'Académie royale de
médecine et de chirurgie de Madrid;
de l'Académie des sciences, arts et lettres de Rouen;
des Sociétés médicales de Tours, Nancy,
Besançon, etc.

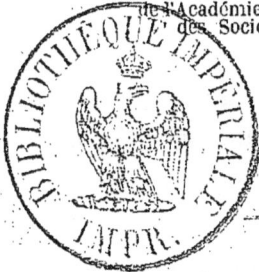

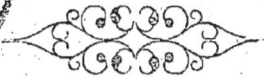

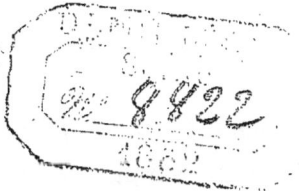

PARIS

IMPRIMERIE DE PILLET FILS AÎNÉ

RUE DES GRANDS-AUGUSTINS, 5

1852

DE L'ACTION

CONCOMITANTE

DU CHLOROFORME

SUR

LE PRINCIPE DE SENSIBILITÉ

ET LE PRINCIPE DES MOUVEMENTS

I.

DE LA DOULEUR DANS LES OPÉRATIONS CHIRURGICALES. SES INCONVÉNIENTS. — SES DANGERS.

L'une des plus glorieuses conquêtes de la chirurgie moderne est sans contredit la découverte de la propriété de certains agents de suspendre la sensibilité normale sans attenter à la vie. En effet, si, dans une opération, le chirurgien se préoccupe plus du résultat final, le malade, au contraire, s'affecte des effets actuels et en reçoit de tristes impressions. Ce n'est pas là fièvre qui suit l'opération, ce ne sont pas les accidents nerveux, l'hémorrhagie ou les autres accidents consécutifs qui inspirent au malade des appréhensions vives, c'est surtout et presque uniquement l'opération elle-même ; c'est-à-dire,

le coup de bistouri et la douleur qui en est insépa-
rable : de là, des craintes légitimes ; des irritations
que l'on combat sans oser les blâmer ; de là, enfin,
des faiblesses de caractère et des défaillances mo-
rales qui tournent au détriment du malade.

La douleur tant redoutée par les malades, n'est
pas non plus indifférente aux yeux du chirurgien
lui-même, puisque indépendamment de toute autre
cause, elle peut produire des accidents propres qui
compromettent le succès des opérations et parfois la
vie du malade. Tantôt, en effet, elle détermine des
spasmes locaux extrêmement pénibles pour le malade, spasmes qui se communiquent, dans certains
cas, au reste de l'économie ; tantôt elle fait éclater
des convulsions véritables de tous les membres ; quelquefois elle produit le tétanos, cette horrible mala-
die contre laquelle l'art est souvent impuissant ; chez
les uns, elle excite un délire très-dangereux ; chez
d'autres, une prostration extrême bien plus dangereuse encore. Enfin, elle produit souvent une autre
forme d'affection nerveuse incontestablement moins
grave, mais non exempte de dangers : je veux parler
de l'état nerveux proprement dit.

Personne n'ignore, sans doute, que les dispositions
individuelles jouent un très-grand rôle dans le déve-
loppement de la douleur. Tantôt le patient trouve en
lui-même de précieux éléments de résistance ; tantôt,
au contraire, les forces le trahissent et le livrent

désarmé aux funestes effets de ce délire de la sensibilité qu'on appelle la douleur. On a vu des hommes remplis d'un courage héroïque, subir avec un calme impassible les opérations les plus graves et les plus compliquées ; tandis que certains individus éprouvent des émotions pénibles, ou des spasmes pour un petit pincement, une simple piqûre de sangsue, ou un coup de lancette. La peur d'une saignée suffit pour déterminer une syncope ; j'en pourrais citer des exemples. Lors donc qu'il s'agit d'opérer, il faut compter avec ces dispositions individuelles.

Dans certains cas, les accidents se produisent, non parce que la douleur est trop forte ; ou parce que le malade est trop pusillanime ou sous l'influence de prédispositions individuelles fâcheuses; mais seulement parce que l'opération se prolonge trop long-temps. Les forces de l'homme s'usent par le fait même de leur propre exercice. Elles s'usent surtout et vite lorsqu'elles s'appliquent à des actes de l'ordre pathologique. Le courage moral, comme la réaction organique, sont également soumis à cette loi.

La douleur est encore à craindre parce qu'elle nuit au médecin et par suite au malade, en faisant entrave à la facilité de l'opération. Tel chirurgien qui opère avec une adresse merveilleuse sur le cadavre, tremble et se trouble lorsqu'il faut opérer sur le malade. Les cris, les gémissements qu'arrache la douleur, jettent dans l'âme de l'opérateur des émotions et des

souffrances sympathiques qui ôtent à ce dernier le
sang-froid, l'attention calme, et la fermeté nécessaires pour mener l'opération à bonne fin. Du reste,
les mouvements involontaires et instinctifs du malade ont plus d'une fois donné lieu à des accidents
dont celui-ci a été victime. L'instinct de conservation est tellement fort chez certains individus qu'il
domine tous les sentiments, la volonté et la raison
comme le reste. J'ai vu plusieurs opérés se défiant
justement d'eux-même se faire garrotter avant l'opération. Triste spectacle, commandé par la prudence,
et rendu nécessaire par la faiblesse du patient.
Quoi qu'il en soit, il faut compter avec la nature humaine, avec l'énergie dont elle fait preuve dans certaines occasions, avec la débilité et les défaillances
dont elle nous rend de temps en temps les témoins.

Si donc la douleur peut produire des accidents
funestes, si elle peut, dans des cas exceptionnels,
donner la mort, ainsi que l'affirment Dupuytren et
les grands opérateurs qui ont souvent manié le bistouri, c'est un devoir pour le médecin de soustraire
le malade à des chances aussi redoutables. La sécurité du malade le veut, l'humanité l'ordonne.

II.

TENTATIVES FAITES PAR LES CHIRURGIENS POUR EMPÊCHER
LA DOULEUR. — ESSAIS INFRUCTUEUX.

Les maîtres qui nous ont précédés ont fait les plus
louables efforts pour soustraire leurs malades aux
chances adverses dépendantes de la douleur ; mal-
heureusement le succès n'a pas répondu à leur at-
tente. Tous les médicaments calmants ont été mis à
contribution pour obtenir le but désiré. Le pavot, la
ciguë, la morelle, la mandragore, la jusquiame, la
laitue, le chanvre indien et beaucoup d'autres plan-
tes, ont été employés à l'intérieur et à l'extérieur.
Le froid, la compression méthodique, les narco-
tiques eux-mêmes ont été appliqués à l'extérieur.
Les médicaments les plus divers furent mis en œuvre
sous toutes les formes, combinés de toutes les ma-
nières pour obtenir le but difficile que l'on se pro-
posait. Ce fut en vain, plus de deux mille ans de
recherches furent consacrés à ces essais infructueux.

Les lois de la douleur restaient immuables en présence des efforts des hommes. Les résultats furent toujours insuffisants, quelquefois funestes : nous en devons le douloureux aveu. Entre autres exemples remarquables, je me contenterai de citer celui de Marguerite d'Autriche, à laquelle les chirurgiens du temps voulurent épargner les douleurs d'une amputation rendue nécessaire pour une gangrène du pied. On administra une telle dose d'opium à cette infortunée princesse qu'elle en mourut.

III.

DÉCOUVERTE DE LA PROPRIÉTÉ ANESTHÉSIQUE DE L'ÉTHER ET DU CHLOROFORME. — EFFET REMARQUABLE DE CE DERNIER AGENT.

La chirurgie redoutant, avec juste raison, les in-convénients propres aux médicaments calmants ou anesthésiques (α privatif, et αισθησις sensibilité, priva-tion de la faculté de sentir), comme on les appelle, semblait depuis longtemps avoir renoncé à leur usage, quand tout à coup fut révélée au monde scientifique la découverte immortelle du chirurgien américain Jackson. Le grand problème de la suppression de la douleur était résolu.

L'inspiration de quelques grammes d'éther ou de chloroforme suffisent pour opérer ce miracle de la science moderne.

Alors le malade se trouve livré, comme un vrai cadavre, à son chirurgien. Celui-ci peut couper, tailler, brûler, cautériser tout à son aise ; le patient

ne remue pas plus que l'homme auquel on coupe les
cheveux. On peut pratiquer les opérations les plus
difficiles, comme celles qui sont réputées les plus
douloureuses, avec une pleine et entière sécurité et
sans que le malade en ait la conscience. Quelquefois
même l'esprit du malade se trouve entraîné dans
les plus délicieux transports, et c'est en rêvant du
paradis, et en se délectant de joies infinies qu'il subit
l'action du bistouri. Je me rappelle l'expression de
bonheur peinte dans les traits d'un malade affecté
d'une luxation de l'épaule, après avoir respiré du chloroforme pendant deux minutes à peine. Il croyait
assister à un concert des anges et jouir du bien cé-
leste réservé aux élus. De sa voix la plus douce et
la plus suppliante il nous conjurait de le laisser dans
cet état de béatitude. Pendant ce temps, je réduisais
la luxation avec la plus grande facilité, sans secours
étrangers ; bien que dix minutes auparavant j'eusse
fait des tentatives infructueuses de réduction, aidé
de deux personnes intelligentes et vigoureuses. Mais
tous les malades n'éprouvent pas des joies analogues
à celles dont nous venons de parler. Quelques-uns
sont jetés dans les voluptés sensuelles , d'autres
éprouvent des terreurs , des bouleversements ins-
pirés par la crainte ; ceux-ci voient passer dans
leur esprit la chaîne des plus noirs chagrins; ceux-
là restent indifférents ; enfin, quelques autres sont
rebelles à l'action des anesthésiques.

Mais nous ne proposons pas ici d'étudier les phénomènes propres de la chloroformation : il nous suffit d'établir en principe, que certains médicaments peuvent agir directement sur la sensibilité, l'amoindrir, la faire même disparaître, de telle manière qu'on puisse pratiquer les opérations les plus redoutables et les plus cruelles, sans que le malade en éprouve la moindre douleur, et ordinairement, sans qu'il en ait la moindre conscience.

IV.

DANGERS DE L'EMPLOI DU CHLOROFORME. — INSUFFISANCE DES MOYENS PRÉCÉDEMMENT INDIQUÉS POUR EN FAIRE CONNAITRE LE DEGRÉ D'ACTION.

A quelles conditions obtient-on le merveilleux résultat dont nous parlons ? c'est là le point important. Disons-le de suite, sans détour et sans réserve : on obtient ce résultat en faisant courir au malade de grands dangers. « Nul doute, dit M. le professeur E. Bouisson, que les agents doués de la propriété de produire l'insensibilité ne cachent dans cette propriété, la source d'un danger. Le chloroforme surtout, qui la possède à un haut degré, est une substance d'un maniement délicat, et qui peut éventuellement devenir dangereux. Il recèle un pouvoir toxique qui en fait un agent hostile à la vie, lorsque son action est poussée trop loin, ou appliquée mal à propos. (*Traité théorique et pratique de la méthode anesthésique appliquée à la chirurgie et aux différentes branches de l'art de guérir.*)

Sans consulter les accidents que l'on a eus à déplorer, n'est-il pas facile de comprendre, de prime-abord, tout le danger d'un agent qui suspend une des fonctions principales de la vie? La sensibilité est la fonction radicale des animaux ; elle est en quelque sorte, le caractère et la base de l'animalité. J. Canappe, dit en parlant des effets de l'opium et des anesthésiques, mis en usage de son temps : « Ce est « avec une grande bataille de vertu animale et na- « turelle. » Le langage de la science s'est transformé depuis, mais les faits sont restés les mêmes, et c'est encore avec une grande bataille que se produiduisent les effets du chloroforme ; or, toute bataille compte des victimes.

Bien que d'innombrables faits régulièrement constatés aient prouvé l'innocuité du chloroforme, cependant des faits également authentiques, inscrits dans les annales de la science, attestent la gravité extrême et le danger de ce précieux médicament. Dès 1849, M. Bouisson, dont je me plais à citer le remarquable et consciencieux travail, comptait déjà quinze décès occasionnés par le chloroforme, ou du moins ayant suivi de près l'emploi de ce moyen. Depuis cette époque, des accidents nombreux se sont produits dans des conditions analogues.

L'analogie et l'expérience pratique se réunissent donc pour placer le chloroforme au rang de ces médicaments héroïques aussi redoutables lorsqu'ils sont mal employés que salutaires lorsqu'ils sont administrés avec sagesse et habileté.

Les chirurgiens justement effrayés des accidents occasionnés par le chloroforme se sont, dès le principe, occupés de la recherche d'un moyen propre à préserver les malades et à faciliter l'emploi du médicament.

Le problème était difficile à résoudre. Il s'agissait, en effet, de trouver la juste mesure de l'action du chloroforme. S'il n'opérait que d'une manière insuffisante, le but n'était pas atteint; si l'on poussait son action trop loin, on marchait à travers des écueils, et, à chaque pas, la mort était menaçante. En deçà une action vaine, en delà des dangers effrayants. Et cependant il fallait trouver la juste mesure dont je viens de parler, car un grand nombre de faits heureux avaient donné au médicament son droit de cité dans la science, et lui assuraient une place au premier rang des médicaments utiles.

Chacun se mit à l'œuvre. Les uns cherchèrent le secret dans le mode d'administration du précieux médicament. Les instruments divers, les formules les plus variées servirent de champ de recherche. Les autres, et je suis de ce nombre, pensèrent que l'action propre du chloroforme devait être le point de départ de la découverte tant désirée. C'était donc dans les effets mêmes qu'on devait trouver la mesure de l'action suffisante du nouvel agent thérapeutique. Mes recherches furent couronnées de succès.

Je viens de dire que l'on avait cherché un critérium de l'action du choroforme dans les symptômes observés chez le malade. Certains chirurgiens se contentent de pincer le malade, d'autres poussent l'action du médicament jusqu'au sommeil ; ceux-ci attendent le délire, ceux-là la diminution de la circulation. Tous ces moyens de vérification sont inefficaces.

Un malade peut être insensible au pincement sans être insensible à l'action de quelques autres vulnérants. Chaque organe présente un mode de sensibilité particulière et chaque agent détermine des sensations diverses : l'eau chaude ne fait pas souffrir comme l'aiguille, ni l'aiguille comme un caustique, ni le caustique comme un bistouri. C'est donc une faute de conclure du pincement au bistouri ; en d'autres termes, c'est une faute de croire que la peau, insensible au pincement, est également insensible à l'action de l'instrument tranchant. Et d'ailleurs cet instrument n'est pas destiné à opérer seulement sur la peau : on ne chloroforme pas un malade pour l'ouverture d'un abcès sous-cutané. Ordinairement on pénètre plus avant et l'on opère sur plusieurs tissus. En fait, on a vu des patients insensibles au pincement, s'agiter comme des damnés sous le bistouri.

**

Le délire, les visions, les hallucinations, les divers états de l'excitation cérébrale intellectuelle, pas plus que le sommeil, le somnambulisme, l'engourdissement, le coma, la léthargie, états d'atonie cérébrale, ne sont propres à faire connaître le degré de l'action du chloroforme. Les deux conditions opposées d'excitation ou d'atonie cérébrale peuvent concorder avec la diminution de la sensibilité, mais cette concordance est fortuite, non nécessaire. Le malade peut être jeté dans les divagations et les désordres cérébraux, en conservant intacte sa sensibilité, ou bien il peut conserver son intelligence saine, la possession de soi entière, alors que le principe de sensibilité est troublé, amoindri ou même anéanti.

L'état de la circulation n'est pas en rapport avec le principe de sensibilité. Certains chirurgiens ont conseillé de surveiller attentivement l'état du pouls pendant l'action du chloroforme, dans le but de suspendre la chloroformation lorsque le pouls fléchit. Cette précaution est sage, mais elle manque encore le but. Le pouls peut subir des modifications variées n'ayant aucun rapport avec la modification du principe de la sensibilité. Toutefois, je le répète, la précaution est sage, car l'affaiblissement notable du pouls est un avertissement qu'il faut suspendre l'action du médicament anesthésique, et renoncer au bénéfice de l'insensibilité artificielle.

DÉCOUVERTE D'UN SIGNE PROPRE A DONNER LA MESURE DE
L'ACTION DU CHLOROFORME ET A EN ASSURER LE SUCCÈS.

Les divers moyens de critérium conseillés par les
auteurs ne donnant que des résultats douteux ou
trompeurs, il devenait nécessaire de chercher un
autre moyen propre à faire connaître le degré suffi-
sant de l'action du chloroforme. Or, ce moyen, je
l'ai trouvé dans l'action concomitante du médicament sur le principe de sensibilité et le principe de
la muscularité ou des mouvements.

En 1849, je remis entre les mains de M. le docteur Cayol, rédacteur en chef, une notice qui fut
insérée dans le premier numéro pour l'année 1850,
de la *Revue médicale de Paris*. Dans ce travail, je
faisais connaître un signe propre à caractériser le
degré d'action anesthésique du chloroforme, à savoir : la concomitance d'action du chloroforme sur
les deux forces de sensibilité et de muscularité.

Les observations qui se sont produites depuis trois ans, n'ont fait que confirmer les résultats que j'avais annoncés.

Un médecin distingué de Strasbourg, M. le professeur Sédillot, a également appelé l'attention des corps savants sur le même moyen de diagnostic. Mais, ni l'autorité de son nom, ni l'expérience de plusieurs années, n'ont pu désarmer les opposants. Toute idée nouvelle, quelque petite qu'elle soit, et alors qu'elle est marquée du sceau de la plus éminente utilité, trouve toujours à son début l'indifférence, l'opposition systématique et la routine, trois entraves également redoutables. Qu'il me soit donc permis de protester au nom de l'expérience. Assez d'autres aiment les préjugés et s'y dévouent, efforçons-nous de les détruire avec les armes de la raison et de la vérité.

Avant d'aller plus loin, je déclare que la connaissance de la concomitance d'action du chloroforme sur les deux forces, motrice et sensitive, m'a été donnée par l'expérience et non par la théorie. Pourquoi ces deux principes s'annihilent-ils en même temps? Je l'ignore. La partie du cerveau qui leur donne naissance est-elle identique? Ou bien le chloroforme aurait-il la faculté d'opérer à la fois, sur les deux organes présidant à chacune des forces? Je l'ignore encore. Les fonctions exactes de chacune des parties du cerveau sont aussi inconnues que les accidents pathologiques qui dérivent du trouble de ces parties. Le comment de cette concomitance importe peu. Il est seulement utile de savoir *que le principe de la sensibilité et la force musculaire subissent simultanément l'action du chloroforme.*

La première conséquence qui découle de cette loi est celle-ci : *La diminution de la force musculaire doit être considérée comme le critérium véritable de l'action du chloroforme sur la force ou principe de sensibilité.*

Si ces lois sont l'expression fidèle de la vérité, c'est dans l'appareil musculaire et dans les symptômes dont il est le siége, qu'il faut chercher la véritable mesure de l'action du chloroforme sur l'économie animale. Or, l'expérience, ou, si l'on aime mieux, l'empirisme scientifique prouvent qu'il en est ainsi.

Ces principes posés, il reste à connaître les signes que l'on observe dans l'appareil musculaire, et la corrélation qui existe entre ces signes et le degré d'insensibilité. C'est encore l'expérience seule qui a été appelée à décider ces deux questions.

ACTION DU CHLOROFORME SUR LES MUSCLES.

L'appareil musculaire subit, sous l'influence du chloroforme, deux modifications successives; une tension ou contraction, puis un relâchement.

La contraction n'a aucun rapport avec les convulsions proprement dites. Ces deux formes de l'état musculaire ont des caractères propres qui ne permettent pas de les confondre. En effet, la contraction simple consiste dans une certaine roideur des muscles, roideur permanente, donnant aux organes qui reçoivent les muscles contractés une fixité particulière, s'élevant quelquefois à l'état cataleptique. Chez certains malades, cette tension s'accompagne d'un tressaillement fibrillaire, sorte de convulsion des petits faisceaux des muscles. Les convulsions proprement dites consistent dans des mouvements insolites, brusques, énergiques, irréguliers, indépendants de la volonté, sans but rationnel et physiologique. Celles-ci ne se produisent que comme accident et même comme accident rare. La tension , au contraire, est-un effet naturel et constant du chloroforme.

La distinction de ces deux états musculaires est donc importante puisqu'elle nous explique le désaccord qui règne entre les auteurs au sujet de l'action du chloroforme sur les muscles. En effet , tandis que je conseille de prendre la tension musculaire comme critérium, ou comme règle de conduite, certains observateurs s'effrayent, avec juste raison, des désordres convulsifs et les considèrent comme un accident. Mais il était nécessaire d'insister sur la différence réelle et en quelque sorte fondamentale qui existe entre ces deux états.

La tension ou contraction produite par le chloroforme présente une intensité qui varie selon des conditions qui ne me semblent pas, quant à présent, pouvoir être rigoureusement déterminées. Tantôt elle peut être vaincue par un léger effort ; tantôt, au contraire, il faut une certaine violence pour la surmonter. La durée de cette contraction est également variable ; elle est quelquefois très-courte et passe inaperçue. Dans certains cas, elle se prolonge pendant longtemps, et devient un obstacle à l'opération. Cet inconvénient s'observe particulièrement lorsqu'il s'agit de pratiquer des opérations dans la bouche. La contraction chloroformique a plus d'un rapport avec la rigidité cadavérique; néanmoins, à l'inverse de cette dernière, elle semble se prolonger d'autant plus longtemps que l'économie animale a été plus rebelle à l'action de la cause déterminante. Plus la saturation a été longue et difficile, plus les effets se prolongent dans l'économie.

Quant au relâchement qui suit la tension, on peut, à volonté, en prolonger la durée et la rendre absolue. Mais la prudence commande impérieusement de la suspendre le plus tôt possible. Ce n'est qu'en tremblant qu'il faut tenir le malade suspendu vers les dernières limites de la vie. La raison dit et l'expérience nous apprend que la prolongation d'un pareil état ne peut se faire sans péril pour la vie du patient.

VII.

LE CHLOROFORME N'AGIT PAS EN MÊME TEMPS SUR TOUS LES MUSCLES.

La double modification produite par le chloroforme sur le système musculaire de la vie de relation n'a pas lieu en même temps sur toutes les parties de ce système. Cette contention s'opère, au contraire, d'une manière successive et en suivant une marche qui n'est pas encore déterminée. On sait, par exemple, qu'elle commence, en général, par les muscles qui fixent la mâchoire inférieure contre la mâchoire supérieure, puis elle envahit les muscles de la partie postérieure du cou qui retiennent la tête dans la position verticale, enfin les muscles des membres. Dans son livre sur la méthode anesthésique, M. le professeur Bouisson a dit quelques mots de l'action successive du chloroforme sur les muscles. « Quelques muscles, dit-il, conservent d'une manière plus spéciale leur contractilité, alors que cette faculté s'efface dans le reste du système musculaire. Ce sont les muscles qu'on pourrait appeler les organes actifs du sommeil, notamment l'orbiculaire des paupières, qui rapproche ces voiles membraneux, et le muscle grand oblique de l'œil qui dirige cet organe en haut et en dedans, pendant que le releveur de la paupière supérieure et les autres muscles oculaires semblent impuissants. La permanence contractile des muscles qui viennent d'être désignés est un fait d'autant plus remarquable qu'il persiste au moment même où la résolution musculaire devient plus complète. » (P. 241.)

Quoi qu'il en soit, des observations nouvelles sont nécessaires pour déterminer la marche envahissante du chloroforme sur les différents muscles. A peine cette question a-t-elle été effleurée ; aussi devons-nous nous tenir, à ce sujet, dans les termes d'une prudente réserve. Il est, quant à présent, acquis qu'une partie du système musculaire est d'abord envahie, et qu'elle est déjà parvenue à l'état de résolution ou de relâchement, quand une autre partie est encore à la période de tension, et quand la force musculaire conserve encore toute son intégrité dans certains muscles.

Ce fait de la résistance plus grande de divers muscles à l'action du chloroforme, semble indiquer ou que le point de départ de la force musculaire est multiple, ou bien que la force musculaire est une force composée. Les recherches électro-physiologiques de M. le docteur Duchène (de Boulogne), confirment la seconde hypothèse; le fait de l'envahissement successif vient à l'appui de la première. Mais ce n'est pas ici le lieu de s'appesantir sur les considérations théoriques.

J'ai dit plus haut que le chloroforme frappait simultanément les deux principes du mouvement et du sentiment, j'ajoute maintenant qu'il existe une corrélation entre l'état pathologique des muscles et les lésions de la sensibilité résultant de l'action de ce médicament. L'observation nous l'apprend. En effet, lorsqu'un muscle a été frappé de la paralysie chloroformique, à ce moment, le principe de sensibilité est *diminué*. On peut alors pincer le malade, le cautériser, ou le couper selon les besoins de la chirurgie ; ces diverses opérations n'entraîneront, pour le patient, qu'une douleur légère et supportable.

Si la cause de douleur a été trop grande, ou si le principe de sensibilité n'a pas été suffisamment amoindri par l'effet du médicament, le malade pourra pousser des cris pendant l'opération, mais on peut être sûr qu'il aura perdu le souvenir de l'opération, comme celui de la douleur, aussitôt que seront dissipées les fumées du chloroforme.

J'insiste, au reste, d'une manière spéciale, sur la nécessité de *diminuer* la sensibilité *sans l'anéantir*. Vouloir éteindre complétement la sensibilité de fa-

çon à opérer sans douleur m'a toujours paru une espérance folle et monstrueuse. « Un pareil résultat,
disais-je dans une autre circonstance, ne peut s'obtenir sans péril pour la vie du malade, puisque l'agent
médicamentaire frappe l'un des principes radicaux
de la vie, le plus important peut-être...» *Observations sur l'usage du chloroforme* (*Revue médicale de
Paris*, n° 1, 1851.) Au nom de la prudence, de l'expérience, de la raison et de l'humanité, je donne encore le même conseil, c'est le seul moyen de satis-
faire aux justes exigences des malades.

Disons donc que la suspension de l'action musculaire dans un muscle est le témoignage de la diminution de la faculté de sentir, puisque ces deux faits
ne marchent pas l'un sans l'autre.

Cette suspension de l'action musculaire est visi-
ble à l'œil et facile à observer, par conséquent elle
présente la condition favorable pour constituer un
criterium facile.

Ici trouve sa place une observation restée jusqu'à
ce jour inféconde, parce qu'elle n'a pas été faite du
point de vue de la concomitance d'action du chloroforme sur les deux principes de la muscularité et
de la sensibilité. Le chloroforme produit dans les
deux systèmes, nerveux et musculaire, une série d'effets comparables et qui se succèdent d'une manière
régulière. Ainsi la sensibilité se trouble, diminue,
puis disparaît. De même, la faculté des mouvements

se trouble, diminue et disparaît. La première n'abandonne pas simultanément toutes les parties du corps. On la trouve encore persistante dans certains points, alors qu'elle semble éteinte dans le reste de la périphérie cutanée. La seconde envahit d'une manière successive les diverses parties de l'appareil musculaire. Il n'est pas jusqu'aux irrégularités d'action du chloroforme qui ne se retrouvent dans les deux appareils. Telle partie de la peau devenue insensible reprend tout à coup sa faculté de sentir ; de même, tel muscle qui avait perdu la faculté de se contracter la retrouve momentanément. Les recherches du physiologiste doivent aujourd'hui porter sur les points de comparaison possible entre les deux ordres de phénomènes, dépendant des troubles de la sensibilité et de la muscularité. L'on arrivera, j'en suis convaincu, à formuler la relation qui existe entre un certain degré du trouble musculaire et un degré ou un mode déterminés du trouble de la sensibilité. Ce point encore inexploré de la science me semble promettre les plus magnifiques résultats.

VIII.

DE LA POSITION LA PLUS FAVORABLE A DONNER AU MALADE POUR OBSERVER LA MARCHE DES PHÉNOMÈNES DE LA CHLO- ROFORMATION. — OBJECTIONS CONTRE LA RÈGLE PROPOSÉE.

L'opérateur devra placer son malade dans une position telle qu'il puisse suivre l'action du chloroforme
sur le système musculaire, et, par conséquent, sur le
principe de sensibilité. Si l'état du malade le per-
met, si les exigences de l'opération ne s'y opposent,
je conseille de laisser le malade assis. Aussitôt que
le chloroforme a envahi les muscles de la partie postérieure du cou, la tête tombe sur la poitrine, comme
chez un malade qui s'endort : il est temps d'agir. Le
malade ne peut-il prendre la position assise, on sur-
veille l'état des muscles de la mâchoire, et, si cela
est possible, celui des muscles d'un bras, par exemple, que le malade tient soulevé. Lorsque la puis-
sance musculaire abandonne le malade, le membre
tombe pesamment, comme celui d'un cadavre, et
donne le signal du commencement de l'opération.

Je n'ignore pas que l'on a accusé la position assise de la plupart des accidents survenus pendant
l'usage du chloroforme. Les morts subites ont
surtout été attribuées à cette cause; on peut s'en
convaincre en lisant les lettres du docteur Stanski.
(*Lettres sur la cause principale des morts subites sur-
venues sous l'influence du chloroforme.*) Il y a dans
cette assertion une grande exagération. Quand on
étudie impartialement et avec soin les symptômes
observés chez les malades qui ont succombé d'une manière rapide, on ne retrouve pas dans ces symptômes
les signes caractéristiques de la syncope ordinaire.
Le chloroforme a véritablement, dans certains cas,
une action toxique d'une activité incroyable; il frappe
surtout avec une rapidité qui prend au dépourvu les
hommes les plus vigilants et les plus attentifs.

Sans vouloir fermer systématiquement les yeux à
la lumière, je n'accepterai pas sans réserve l'accu-
sation dirigée contre la position assise. La mort par
le chloroforme prend facilement la forme syncopale,
je le sais; mais très-certainement le syncope n'est
pas le seul, ni peut-être le principal élément de
mort, dans les cas dont il s'agit. Personne n'ignore
que la syncope, due à d'autres causes que le chloroforme, est très-fréquente; et cependant il est
excessivement rare qu'elle donne naissance à des
accidents graves, et, à plus forte raison, qu'elle
détermine la mort. D'ailleurs la syncope ne tue pas

comme la foudre. Lorsqu'elle se déclare, il est temps
d'administrer au malade les soins recommandés par
la science en pareil cas. Mais il ne faut pas mettre
le moindre retard dans l'emploi des moyens destinés
à combattre cet accident. On s'empressera donc de
supprimer l'odoration du chloroforme cause de
l'accident ; on établira des courants d'air autour du
malade pour chasser les émanations qui rendent
l'atmosphère empoisonnée ; puis on couchera le malade, en ayant soin de tenir la tête et le haut de la
poitrine un peu plus élevés que le reste du corps ;
on ne craindra pas d'étendre le malade, même sur
un parquet froid : on détachera les vêtements trop
serrés qui empêchent la circulation sanguine ; on
fera circuler autour du malade un air frais, on lavera
le front et la tempe avec de l'eau vinaigrée où bien
avec de l'eau additionnée d'un peu d'eau-de-vie,
ou même avec de l'eau pure, on fera au visage des
aspersions d'eau froide, on passera sous le nez des
odeurs fortes ; l'ammoniaque liquide, le vinaigre
radical, les eaux spiritueuses comme les eaux de
Cologne, les eaux de Mélisse, etc. Enfin, on veillera
avec le plus grand soin à l'entretien de la respiration. Des pressions méthodiques à la base de la
poitrine suffisent pour entretenir pendant un certain temps une respiration artificielle d'où dépend la
conservation de la vie.

En faisant connaître un moyen plus sûr de mesu-

rer l'action du chloroforme sur l'économie animale,
je ne prétends pas qu'il faut négliger les autres modes
de détermination conseillés par les auteurs. Dieu me
garde de porter un anathème contre ces moyens ; ce
serait insensé. Dans ce moment suprême où l'on tient
le malade suspendu entre la vie et la mort, il faut tenir
compte de tout, le sommeil artificiel, le rêve chloroformique, le moindre trouble de la circulation, les hallucinations, les crises nerveuses, l'insensibilité de la
peau, etc., rien ne doit échapper à l'attention du chirurgien. Si ces symptômes ne sont pas de nature à
mesurer l'action chloroformique dans l'intérêt de
l'opération projetée, ils servent du moins à faire
mettre un terme à l'action dangereuse de l'agent
anesthénisant. Quand l'étude de ces divers signes
ne rendrait pas d'autres services, celui-là serait
déjà considérable. S'il est d'une grande importance
d'épargner au malade la douleur d'une opération, il
est bien plus important encore de ne pas lui arracher
la vie. Le premier précepte chirurgial n'est pas de faire
du bien, c'est de ne pas nuire ; *primo non nocere.*

Malgré toutes les précautions, la science humaine
se trouve quelquefois en défaut. Dans quelques cas
exceptionnels, le chloroforme tue avec la rapidité
de l'éclair. Une ou deux inspirations de chloroforme
suffisent, et c'en est fait du malade. Une disposition
naturelle, une faiblesse organique, quelque chose
d'inconnu dans son essence, pèse sur certaines na-

tures du poids de la fatalité. Un enfant meurt parce qu'il a été piqué par une guêpe, une femme devient folle parce qu'elle voit son mari tomber d'une fenêtre, se briser le crâne et mourir ; une mère succombe, tuée par la joie, en apprenant le triomphe de son fils. Le chloroforme n'est donc pas le seul agent capable de produire des effets aussi rapidement funestes. Nos annales sont remplies de faits du même genre : faits incompréhensibles, inexplicables, que la Providence livre à nos recherches, se jouant de notre faiblesse, et bravant notre orgueil. En présence de ces exceptions heureusement très-rares, il ne nous reste qu'à avouer notre impuissance et à nous humilier.

Ces faits exceptionnels, véritables coups de foudre qui jettent l'épouvante, sont tellement rares qu'ils n'ont inspiré à aucun chirurgien sérieux la pensée de supprimer le chloroforme de la thérapeutique chirurgicale. Ce médicament a décidément, et à tout jamais, pris son droit de cité dans la science. Quand même il serait démontré que tous les accidents qui ont accompagné l'administration du chloroforme doivent lui être attribués, ce qui n'est pas ; quand même on pourrait mettre sur le compte du médicament tout ce qui tient à l'ignorance, à l'incapacité, à la négligence de l'opérateur, le chloroforme occuperait encore la place la plus belle parmi les médicaments utiles.

Quelques esprits chagrins, ennemis de tout progrès et de toute conquête nouvelle, reprochent avec amertume au chloroforme les imperfections inhérentes à sa nature, et peut-être même dépendantes de notre propre ignorance. Ils voudraient trouver dans le chloroforme un médicament parfait sous peine de renoncer au bénéfice des avantages incontestables qu'il possède. Cette espérance dénote plus de bons sentiments que de raison. Si les quelques accidents qu'on attribue au chloroforme pouvaient être mis en parallèle avec le nombre très-considérable de faits heureux et les faire oublier ; si les succès, on pourrait presque dire innombrables, de ce médicament ne sont pas assez puissants pour le garantir de la proscription, il faudrait désespérer de la raison humaine. Autant vaudrait renoncer à l'usage du pain, parce que le pain a quelquefois donné des indigestions, renoncer à l'eau parce que l'eau froide a quelquefois occasionné des fluxions de poitrine ; en un mot, autant vaudrait renoncer au bon sens, et faire divorce avec la science proprement dite et la raison la plus vulgaire.

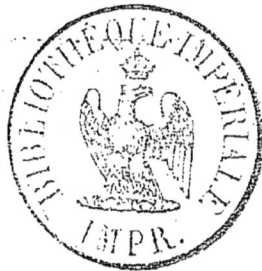

www.ingramcontent.com/pod-product-compliance
Lightning Source LLC
Chambersburg PA
CBHW070736210326
41520CB00016B/4470